Kohlhammer

Einsatz Notaufnahme

Hrsg. von Tim Halfen und Kevin Alvarez Losada

Eine Übersicht aller lieferbaren und im Buchhandel angekündigten Bände der Reihe finden Sie unter:

 https://shop.kohlhammer.de/einsatz-notaufnahme

Die Autoren

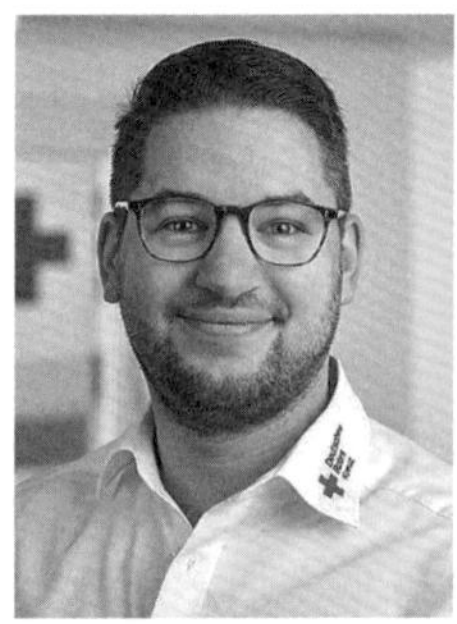

Tim Halfen, Fachgesundheits- und Krankenpfleger für Intensivpflege und Anästhesie, Rettungssanitäter, Leitung des Bildungswerks des DRK Bundesstadt Bonn, cand. B. Sc. Pflegepädagogik.

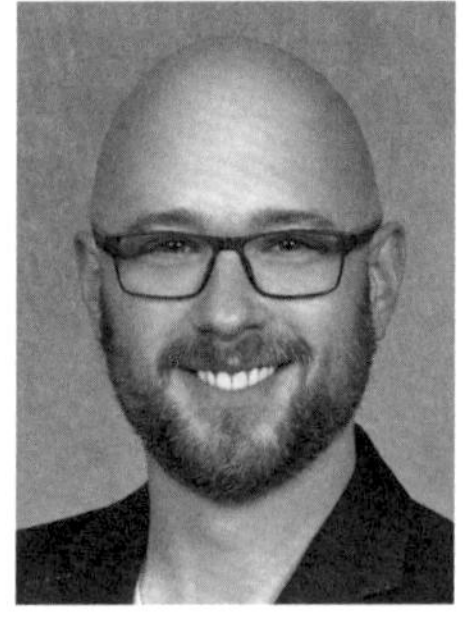

Kevin Alvarez Losada, Fachgesundheits- und Krankenpfleger für Intensivpflege und Anästhesie, Bildungsreferent im Bildungswerk des DRK Bundesstadt Bonn.

Tim Halfen/Kevin Alvarez Losada

Lehrbrief Dyspnoe

Verlag W. Kohlhammer

1. Auflage 2022

Alle Rechte vorbehalten
© W. Kohlhammer GmbH, Stuttgart
Gesamtherstellung: W. Kohlhammer GmbH, Stuttgart

Print:
ISBN 978-3-17-041326-9

E-Book-Formate:
pdf: ISBN 978-3-17-041327-6

Inhalt

Abkürzungsverzeichnis

AMV	Atemminutenvolumen
ASS	Acetylsalicylsäure
AZ	Allgemeinzustand
BE	Base Excess
BGA	Blutgasanalyse
bpm	beats per minute
CO_2	Kohlenstoffdioxid
COPD	chronic obstructive pulmonary disease/Chronisch obstruktive Lungenerkrankung
CPAP	continuos positive airway pressure (kontinuierlich positiver Atemwegsdruck)
CT	Computertomographie
EKG	Elektrokardiogramm
EZ	Ernährungszustand
Hb	Hämoglobin
HCO_3	Bikarbonat
Hct	Hämatokrit
HF	Herzfrequenz
HZV	Herzzeitvolumen
ICR	Intercostalraum/Zwischenrippenraum
LAE	Lungenarterienembolie
mmHg	Millimeter-Quecksilbersäule
NA	Notarzt
NIV	non invasive ventilation (Nicht-invasive Beatmung)
O_2	Sauerstoff
pCO_2	Kohlenstoffdioxidpartialdruck
ph	pondus hydrogenii (Konzentration an Wasserstoff-Ionen)
pO_2	Sauerstoffpartialdruck
PSP	primärer Spontanpneumothorax
PVK	Periphere Venenverweilkanüle
RR	Riva Rocci (Blutdruck)
SpO_2	peripher gemessene Sauerstoffsättigung
STEMI	ST-Hebungsinfarkt
TEE	Transösophageale Echokardiographie
TTE	Transthorakale Echokardiographie
TVT	Tiefe Venenthrombose
ZNA	Zentrale Notaufnahme

Zum Einsatz des Lehrbriefs

Lehrbriefe haben ihren Ursprung im Fernunterricht. Sie handeln nicht einfach den Lernstoff zu einem bestimmten Thema ab, sondern möchten es dem Lernenden ermöglichen, sich ein Thema selbständig zu erarbeiten und sich somit im je individuellem Tempo optimal auf eine Prüfung vorzubereiten.

Unsere neue Reihe »Einsatz Notaufnahme« möchte allen, die eine Weiterbildung in der Notfallpflege absolvieren oder sich anderweitig auf den Einsatz in einer Notaufnahme vorbereiten *komprimiert, präzise und prägnant* mit den notwendigen Themengebieten vertraut machen.

Neben dem prägnanten Lernstoff zu einem Thema finden Sie folgende didaktische Elemente in unseren Lehrbriefen, die Ihnen das selbständige Verinnerlichen des Lernstoffs erleichtern:

Definitionen

Hier werden Fachbegriffe erläutert.

Infoboxen

Hier wird Hintergrundwissen prägnant zusammengefasst.

Fallbeispiele

Hier werden typische Fälle aus der Praxis veranschaulicht.

Lernzusammenfassung

Erfolgt immer am Ende eines Kapitels.

Reflexionsfragen

Stehen am Ende des Lehrbriefs und ermöglichen die selbständige Abfrage prüfungsrelevanten Wissens.

Wir wünschen Ihnen viel Spaß und Erfolg beim Erarbeiten des folgenden Lehrbriefs zur Dyspnoe.

Dieser Lehrbrief gehört:

____

Name, Vorname

____

Institution

____

Aus-/Weiterbildungsmaßnahme

1 Definition

Als Dyspnoe bezeichnet man die erhöhte Atemarbeit des Organismus, zu welcher es infolge von Hypoxie oder Hyperkapnie kommt. Diese wird häufig als unangenehm oder sogar lebensbedrohend empfunden. Begriffe wie »Lufthunger« oder »Angst zu Ersticken« werden von den PatientInnen oft in Verbindung mit ihrem Zustand gebracht. Etwa 7,4 % aller PatientInnen in Notaufnahmen klagen über Dyspnoe in ihren verschiedenen Formen (Mockel et al., 2013).

Dyspnoe kann sich von leichter Mehrarbeit der Atmung bis zur Orthopnoe zeigen, bei welcher die PatientInnen i. d. R. nicht mehr fähig sind, ohne Einsatz der gesamten Atemhilfsmuskulatur dem Atembedürfnis nachzukommen.

> ***Orthopnoe*** bezeichnet die schwerste Form der *Dyspnoe*, in welcher PatientInnen nicht mehr fähig sind zu liegen und das Sprechen schwerfällt. Die gesamte Atemhilfsmuskulatur aktiviert sich.

Für die Dyspnoe kommen verschiedene Ursachen in Frage, auf welche wir nachfolgend in diesem Lehrbrief eingehen werden. Die Dyspnoe stellt häufig nur das Symptom dar. Je nach Ausmaß und Schweregrad bedarf schon die Dyspnoe einer therapeutischen Intervention, während die Ursache zeitgleich behandelt werden muss.

Dyspnoe lässt sich nach ihren Schweregraden einteilen:

- Ruhedyspnoe: erhöhte Atemarbeit mit Atemfrequenzen über 20/min.
- Belastungsdyspnoe: Dyspnoe beim ersteigen von Treppen oder leichter körperlicher Aktivität.
- Orthopnoe: Schwerste Dyspnoe in welcher Liegen nicht mehr möglich ist.
- Sprechdyspnoe: Aufgrund der Luftnot ist kein flüssiges Sprechen mehr möglich, selbst kurze Sätze müssen unterbrochen werden.

Fremdanamnestisch als auch durch Angabe des Patienten kann mithilfe der BORG-Skala eine numerische Einteilung des Schweregrades erfolgen.

Tab. 1: BORG-Skala (Borg, 1974)

Grad	Bewertung der Anstrengung
0	Keine Atemnot
0,5	Kaum wahrnehmbare Atemnot
1	Sehr milde Atemnot
2	Milde Atemnot
3	Mäßige Atemnot
4	Mäßig schwere Atemnot
5	Schwere Atemnot
6	
7	Sehr schwere Atemnot
8	
9	Sehr sehr schwere Atemnot
10	Maximale Atemnot (Orthopnonoe)

Eigene Notizen

Frau K., 64 Jahre, 160 cm und 47 kg, wird durch den Rettungsdienst in Notarztbegleitung in Ihre ZNA gebracht. Sie selbst rief den Rettungsdienst, da sie seit dem Morgen über zunehmende Dyspnoe klagt. Durch ihre COPD GOLD IV kennt sie solche Symptome. Nachdem sie das Rauchen beendet hat, ging es ihr auch deutlich besser, sodass sie ihre Medikation vorgestern weggeschmissen hat. Seit heute Morgen ging es ihr nun deutlich schlechter.

Frau K. lebt allein in einer Einrichtung für betreutes Wohnen, da sie aufgrund ihres geminderten Allgemein- (AZ) und Ernährungszustandes (EZ) nicht mehr in der Lage ist die Dinge des täglichen Lebens autonom zu verrichten.

Im Rahmen der Betreuung wird ihr bereits seit mehreren Jahren täglich Essen geliefert und die Haushaltsführung übernommen. Körperpflege muss Frau K. selbst vornehmen.

Beim Erstkontakt um 12:20 Uhr sitzt die Patientin vorgebeugt auf der Trage und erhält 8 l/min O_2 über eine High-Flow-Maske. Beim Atmen zieht sie die Schultern hoch und stützt sich an den Seiten der Trage ab.

Während der Notarztübergabe zeigen sich stabil folgende Vitalzeichen:

- HF: 115 bpm
- RR: 104/69 mmHg
- SpO_2: 88 %

Der Notarzt berichtet von der Auffindesituation im Sessel der Patientin und fährt mit seiner Übergabe fort:

Tab. 2: SAMPLER-Fallbeispiel

SAMPLER	Fallbeispiel
Symptoms	Dyspnoe, Hypoxämie, Tachykardie
Allergies	Keine
Medication	• ASS 100 1-0-0 • Salbutamol Inh. 1-1-1 • Symbicort 1-0-1 • Sildenafil 30 mg 0-0-1
Past medical history	COPD GOLD IV, Aortenklappenstenose, Z. n. Stemi 2005 u. 2016, Asthma
Last oral intake	Brötchen mit Fleischwurst und Senf, drei schwarze Kaffee um 10:00 Uhr
Events	Evtl. ausgelassene Einnahme der pulmonalen Medikation
Risk Factors	Ex-Raucher (43 PY*) seit dem 21. Lebensjahr

* 1 PY (Pack year – Packungsjahr) = 1 Schachtel Zigaretten pro Tag, ein Jahr lang).

Der Notarzt beaufsichtigte lediglich den Transport. Frau K. erhielt eine PVK und 500 ml balancierte Vollelektrolytlösung durch den NA.

Nach dem Umlagern erneuern Sie die Überwachung und entnehmen arteriell Blut für eine Blutgasanalyse. Nach langen 1½ Minuten druckt das Gerät folgende BGA aus:

- PH: 7,247
- pCO_2: 78 mmHg
- pO_2: 53 mmHg
- HCO_3 43 mmol
- BE: -8 mmol
- Hb: 15,5 g/dl
- Hct: 46 %

Die erste Untersuchung von Frau K. fällt schwer, da Frau K. zunehmend unruhiger wird, aber mit Feingefühl erheben Sie folgende Daten:

- Beidseits ein leichter exspiratorischer Stridor.
- Fingernagelprobe + > 4 Sek.
- Minimale Zyanose der Zunge und der Ohrläppchen.

Nach der Erstversorgung und der Stabilisierung entscheiden Sie sich im Team dazu, Frau K. nichtinvasiv CPAP atmen zu lassen. Nach anfänglicher Unruhe können sie Frau K. durch pflegerische Zuwendung beruhigen und ermöglichen es ihr so, ruhig die NIV zu tolerieren. Trotz der ruhigen Atmung unter der Maske verbessern sich die Blutgase nicht und Frau K. wird wieder zunehmend tachykard, tachypnoeisch und scheint deutlich mehr Dyspnoe zu verspüren. Ihre Auskultation der Lunge ergibt ein vermindertes Atemgeräusch der re. oberen Lunge.

Eigene Notizen

Frau K. zeigt neben der Dyspnoe als Leitsymptom, noch weitere Symptome, die uns Aufschluss über die genauere Ursache und ihren aktuellen Zustand geben.

Das auffälligste Symptom ist die Dyspnoe, die bereits als Orthopnoe benennbar ist (Aufrecht sitzend, Einsatz der Atemhilfsmuskulatur).

Ursächlich für die Dyspnoe kommen mehrere Faktoren in Frage.

- Veränderungen der luftleitenden Strukturen (▶ Kap. 4.1–4.5).
- Veränderungen des Gasaustausches bzw. der Gasdiffusion (▶ Kap. 4.7–4.11).
- Kardiale Erkrankungen, welche die Perfusion und Oxygenierung des Organismus beeinträchtigen (▶ Kap. 4.10).
- Anämie, wodurch es zu einem verminderten Sauerstoffangebot kommt (▶ Kap. 4.11).
- Psychosomatische Gründe (▶ Kap. 4.12).

Frau K. besitzt die obstruktiven Grunderkrankungen

- COPD,
- Asthma,
- kardiale Erkrankungen,
- Aortenklappenstenose und
- eine eingeschränkte Pumpfunktion n. STEMI,

welche nicht nur ein Lungenödem (▶ Kap. 4.10) erzeugen können (Störung des Gasaustausches), sondern auch eine Verschlechterung der Oxigenierung begünstigen, wodurch eine Zunahme der Dyspnoe zu erwarten ist.

Frau K. weist einen *Stridor* in der Expiration auf, was auf eine Verengung innerhalb der unteren Atemwege hindeutet. Dies passt zu der COPD und dem Asthma. Durch das Auslassen ihrer Medikation bleibt die Weitung der Bronchien aus. Die Luft, welche aufgrund der Atemarbeit mit hoher Geschwindigkeit durch die jetzt verengten Atemwege fließt, erzeugt einen Pfeifton.

Ein *Stridor* – Pfeifton – in der Expiration deutet auf eine Verengung der unteren Atemwege (Bronchiolen) hin (dann auch als Giemen bezeichnet). Während ein Stridor in der Inspiration auf eine Verengung der oberen Atemwege (Pharynx, Trachea, Segmentbronchien) hindeutet.

Frau K. weist außerdem eine *Zyanose* der Zunge und der Ohrläppchen auf, welche durch die niedrige Sauerstoffsättigung bedingt ist. Hier muss man die zentrale von der peripheren Zyanose unterscheiden.

Eine *zentrale Zyanose* ist symptomatisch für einen Sauerstoffmangel und somit ein Oxigenierungsproblem, da sich das weniger gesättigte Blut hier an Stellen mit dünner Haut durchschimmernd zeigt (Zunge, Schleimhäute, Ohrläppchen).

Eine *periphere Zyanose* ist symptomatisch für ein verringertes HZV und somit für ein Perfusionsproblem, da der angebotene Sauerstoff durch das langsam fließende Blut stärker abgeschöpft wird. Dies zeigt sich in einer Blaufärbung der Akren (Nase, Finger, Lippen). Dies nennt man auch »*Akrozyanose*«.

Demnach zeigt Frau K. eine zentrale Zyanose. Dies deckt sich mit den Vitalparametern, welche noch für ein ausreichendes HZV aber für eine schlechtere Sättigung des Blutes sprechen.

Bei der *Fingernagelprobe* drücken Sie für wenige Sekunden das Nagelbett ein, bis dieses seine rosige Färbung verliert. Die Rotfärbung der Haut kehrt bei guter Hämodynamik innerhalb von 2–3 Sekunden zurück (Rekapillarisierungszeit) (Brand et al., 2017, S. 194).

Der Finger von Frau K. benötigt allerdings mehrere Sekunden, um wieder seine rosige Farbe zu erhalten. Dies spricht für eine schlechtere Perfusion in der Peripherie und für eine beginnende Zentralisation des Kreislaufes. Da die Vitalparameter von Frau K. bereits zu einer Hypotonie und einer Tachykardie neigen, reicht das HZV nicht mehr aus, um die Peripherie ausreichend zu perfundieren.

Frau K. besitzt aufgrund ihrer Vorerkrankungen gleich mehrere Faktoren, welche eine Dyspnoe auslösen und verstärken können. Neben den obstruktiven Grunderkrankungen (COPD und Asthma) können die kardialen Erkrankungen Einfluss auf die pulmonalen Gefäße nehmen und infolgedessen auch die Funktion des Lungengewebes beeinflussen.

Eigene Notizen

4 Symptomorientierte Grundlagen

Um nachfolgend die Dyspnoe als Symptom und somit ihre verschiedenen Ursachen zu verstehen, befassen wir uns zuerst grundlegend mit der Anatomie und der Physiologie der Atemwege und des Atmens.

Die Atemwege können in die zwei Teile, obere und untere Atemwege eingeteilt werden. Die oberen Atemwege dienen vornehmlich der Reinigung, Anfeuchtung und Erwärmung der einströmenden Luft. Die unteren Atemwege setzen diese Funktion fort und erst gegen Ende, in den Alveolen und den direkt vorgelagerten Bronchiolen, kommt es zum Gasaustausch.

Zu den oberen Atemwegen zählen die Nase, der Mund sowie der Naso- und Oropharynx.

Zu den unteren Atemwegen zählen der Larynx, die Trachea, Bronchien und schlussendlich der Ort des Gasaustausches, die Alveolen (▶ Abb. 1).

4.1 Obere Atemwege

Die oberen Atemwege beginnen mit der Nase, je nach Atemmuster auch dem Mund, führen sich über den Naso- und Oropharynx fort bis zum Larynx. Neben der Riechfunktion, angesiedelt in der Riechschleimhaut unterhalb der Siebbeinplatten, sorgt die Schleimhaut der oberen Atemwege mittels ihres Flimmerepithels für eine Säuberung der Atemluft von groben Partikeln und erwärmt diese auf möglichst 37°C sowie eine Luftfeuchtigkeit von annähernd 100 %.

4.2 Untere Atemwege

Mit der Trachea beginnen die unteren Atemwege. Diese hat beim durchschnittlichen Erwachsenen eine Länge von 10–12 cm und beträgt im Durchmesser 20–25 mm.

Da es sich bei der Trachea um einen Schlauch aus Weichteilgewebe handelt, würde er ohne zusätzliche Strukturen zusammenfallen (kollabieren). Um die Trachea vor einem Kollaps zu bewahren, wird diese durch hufeisenförmige Knorpelspangen offengehalten. Am Ende der Trachea (Höhe BWK5) teilt sich diese in die zwei Hauptbronchien (Bifurcatio tracheae). Der rechte Hauptbronchus ist hierbei aus anatomischen Gründen deutlich steiler in Verlaufsrichtung der Trachea angelegt. Diese Besonderheit führt dazu, dass Fremdkörper und Sekrete in der Regel häufiger in den re. Hauptbronchus aspirieren.

Nach mehreren Bifurkationen folgt die Aufteilung in Stamm, Lappen und Segmentbronchien. Ab hier beginnen die Bronchiolen, welche nun nicht mehr durch Knorpelspangen, sondern durch Muskeltonus offengehalten werden.

- *Linke Lunge :* 9 Segmente, Ober und Unterlappen Platz für das Herz
- *Rechte Lunge:* 10 Segmente, Ober- Mittel und Unterlappen (▶ Abb. 1)

> Das Säubern der Atemluft wird in der Lunge als *mukoziliäre Clearance* bezeichnet. Bis in die Bronchioli terminales ist das Epithel mit feinen Flimmerhärchen bedeckt, welche das durch die Becherzellen produzierte Sekret, in welchem sich eingefangene Staubpartikel, Fremdkörper und Ähnliches befinden, in die oberen Atemwege befördert, wo es abgehustet werden kann.

Über die Bronchien gelangt die Luft in die Bronchioli terminales, welche der letzte Abschnitt der luftleitenden Atemwege sind. Hier schließen sich die Bronchioli respiratorii an, welche zu den gasaustauschenden Teilen der Lunge gehören. Diese enden in den Alveolen, welche mit einer Gesamtfläche von etwa 100 qm die Hauptoberfläche für den Gasaustausch darstellen (▶ Abb. 1).

Die Atemwege bis zu der Stelle in der Gasaustausch stattfindet, werden auch als Totraum bezeichnet. Sie nehmen nicht am Gasaustausch teil und dienen dem Anwärmen, der Befeuchtung und Säubern der Atemluft. Dieses Totraumvolumen beträgt ca. *2 ml/kgKG* des Tidalvolumens, eines Patienten.

Um das Parenchym herum liegt das Lungenfell, welches durch einen Flüssigkeitsfilm (Adhäsionskräfte) mit dem Brustfell verbunden ist. Letzteres ist angelegt an die Thoraxwand. Durch die Adhäsionskräfte des dazwischenliegenden Pleurasekrets bleibt das Parenchym entfaltet und es besteht ein physiologischer Schutz vor Atelektasen. Dieser Schutz wird unterstützt durch das Surfactant, welches als Mischung aus Lipiden, Proteinen und Sacchariden die Oberflächenspannung der Alveolen senkt. Dadurch erleichtert es die Öffnung und Dehnung der Alveole in der Inspiration und schützt vor einem Kollaps in der Expiration.

Durch die Offenhaltung beider vorgenannten Systeme, kommt es zu einem Raum, in welchem nach dem Ende der Expiration ein Teil Luft in der Lunge verbleibt. Dieses wird als Residualvolumen bezeichnet.

Lernzusammenfassung

- Bis zu den Bronchiolen findet kein Gasaustausch statt, die dortige Luftmenge (2 ml/kgKG ideales Körpergewicht) ist das Totraumvolumen.
- Die Lungen sind unterschiedlich groß, re > li und der re. Hauptbronchus fällt steiler ab, weswegen Fehlintubationen und Aspirationen häufiger in die re. Lunge gelangen.
- Durch den konstanten Unterdruck im Pleuraspalt bleibt die Lunge entfaltet.

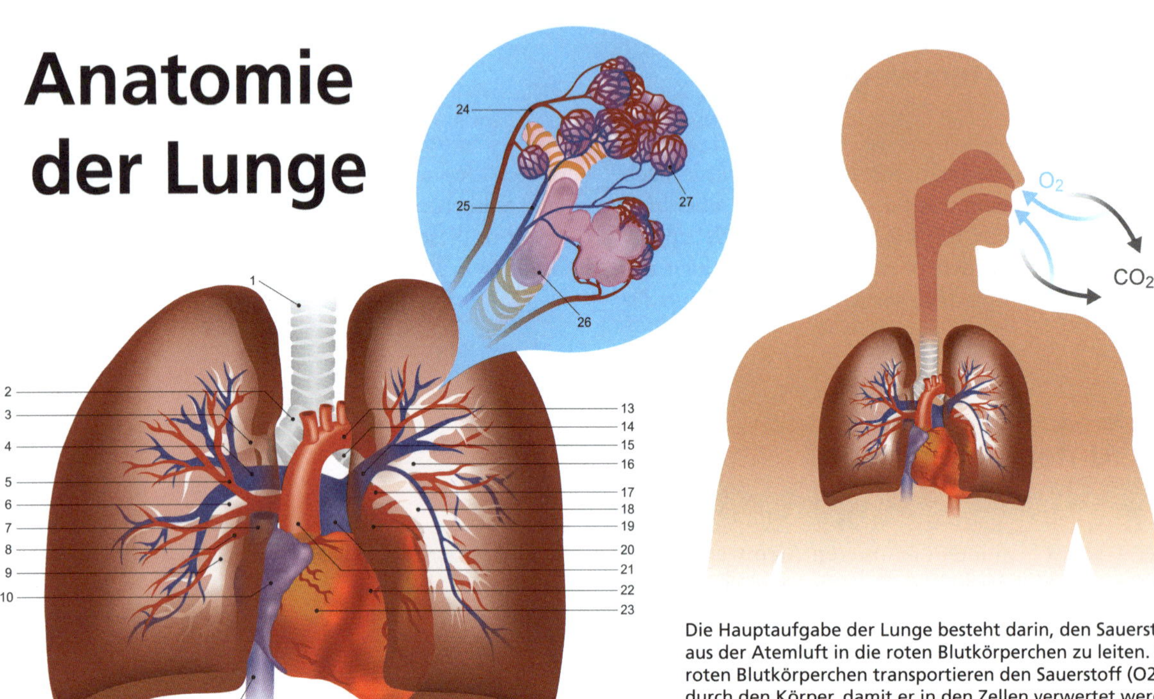

1. Luftröhre (Trachea)
2. rechter Hauptbronchus
3. rechter Oberlappenbronchus
4. rechte Pulmonalarterie
5. rechte obere Pulmonalvene
6. Mittellappenbronchus
7. obere Hohlvene
8. rechte untere Pulmonalvene
9. rechter Unterlappenbronchus
10. rechter Vorhof
11. untere Hohlvene
12. Hauptschlagader (Aorta)
13. Aortenbogen
14. linker Hauptbronchus
15. linke Pulmonalarterie
16. linker Oberlappenbronchus
17. linke obere Pulmonalvene
18. linker Unterlappenbronchus
19. linke untere Pulmonalvene
20. Lungenstamm
21. aufsteigende Aorta
22. linke Herzkammer
23. rechte Herzkammer
24. Vene
25. Arterie
26. Bronchus
27. Alveole

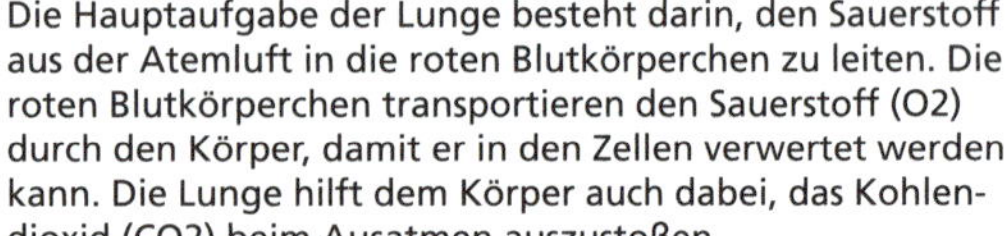

Die Hauptaufgabe der Lunge besteht darin, den Sauerstoff aus der Atemluft in die roten Blutkörperchen zu leiten. Die roten Blutkörperchen transportieren den Sauerstoff (O2) durch den Körper, damit er in den Zellen verwertet werden kann. Die Lunge hilft dem Körper auch dabei, das Kohlendioxid (CO2) beim Ausatmen auszustoßen.

Gasaustausch in den Alveolen

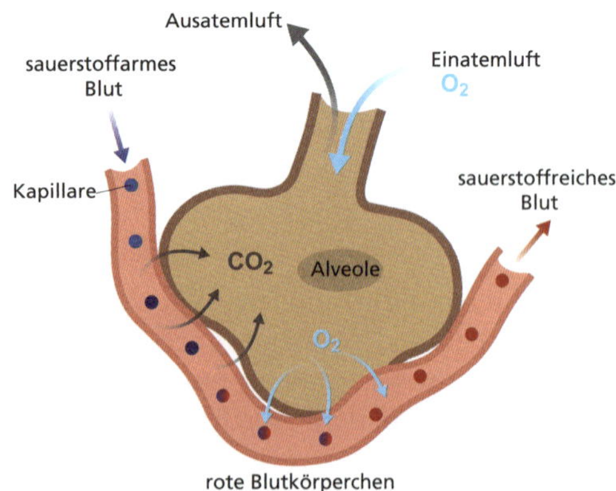

Abb. 1: Anatomie und Funktion der Lunge

4.3 Physiologie der Ventilation und Oxygenierung

Die Alveolen stellen das Bindeglied der Gasdiffusion zwischen Atemluft und Blutkreislauf dar. Aufgrund des Gefälles der verschiedenen Gasdrücke diffundiert O_2 in die Kapillaren und CO_2 zurück in die Alveolen, wo es durch die Atmung der Außenluft zugeführt wird und so ein Gasaustausch stattfinden, um die Diffusionsgefälle aufrecht zu erhalten.

Unterhalb der Lunge anliegend befindet sich das Zwerchfell, welches als Muskel einen Großteil der muskulären Anstrengung zur Inspiration leistet. Unterstützt wird dieses durch die Musculi intercostales interni. Die Exspiration findet in der Regel durch die Retraktionskraft statt und geschieht passiv. Um den Thorax herum befindet sich Muskulatur, welche als Atemhilfsmuskulatur fungiert. Hierzu gehören der Musculus pecotaralis major und minor, Mm. serratus posterior superior und inferior, die Musculi scaleni sowie der Musculus sternocleidomastoideus. Bei forcierter Inspiration erzeugen diese mehr Kraft in der In- und Expiration. So steigen die Tidalvolumina und in Verbindung mit einer erhöhten Atemfrequenz das Atemminutenvolumen.

> Die **Retraktionskraft** ist die Kraft, welche den Thorax und das Lungengewebe wieder zusammenzieht. Sie entsteht durch die Elastizität der Gewebsfasern und die Oberflächenspannung der Alveolen.

Lernzusammenfassung

- Gasaustausch findet in den Alveolen statt, welche eine eigene Oberflächenspannung besitzen.
- Die Lunge ist umgeben von Muskulatur, welche zusätzlich zur Retraktionskraft wirken kann, um mehr Atemminutenvolumen zu generieren.

4.3.1 Atemregulation

Die Atemregulation findet übergeordnet durch die Medulla oblongata im Gehirn statt. Von hier aus werden der Atemmuskulatur Informationen über die Notwendigkeit von Atemtiefe und Frequenz übermittelt. Informationen über die Zusammensetzung der Blutgase erhält die Medulla oblongata von den in der Arteria carotis communis befindlichen Glomera carotica. Diese kontrollieren den PH-Wert, PaO_2 und $PaCO_2$.

Bei gesunder Physiologie findet die primäre Steuerung über das $PaCO_2$ statt (Normwert 40–45 mmHg). Führen verschiedene Faktoren dazu, dass das $PaCO_2$ chronisch erhöht ist, passt sich die Regulation an und nimmt das PaO_2 als primäre Steuerungsgröße.

Liegt der $PaCO_2$-Wert über 70 mmHg kann dies zu einer Funktionsstörung des Atemzentrums führen, hierbei kann keine suffiziente Steuerung der Atemregulation mehr durchgeführt werden. Ohne Intervention von außen führt dies i.d.R. zum Ableben des Patienten.

> *Cave:* PatientInnen mit einer chronischen Hyperkapnie erleiden bei erhöhtem PaO_2 ebenfalls eine Funktionsstörung des Atemzentrums, da der Bedarf mehr als gedeckt erscheint.

> **Lungenvolumina**
>
> - Totalkapazität 6 l
> - Atemzugvolumen (Tidalvolumen) 6–8 ml/kgKG
> - Vitalkapazität 4,5 l
> - Residualvolumen 1,5 l
> - Ins. Reservevolumen 3 l
> - Exp. Reservolumen 1 l
> - Funktionelle Residualkapazität 2,6 l
> - Totraumvolumen 2 ml/kgKG
>
> Diese Werte beziehen sich auf eine durchschnittliche erwachsene Person und können abhängig vom Trainingszustand erheblich abweichen.

Lernzusammenfassung

- Primär wird der Antrieb über das $PaCO_2$ gesteuert. Ist dieser chronisch erhöht, findet eine Anpassung auf das PaO_2 statt.
- Erhöhte $PaCO_2$-Werte können zu einer »CO_2-Narkose« führen. Der verminderte Atemantrieb führt zu einer weiteren Retention von CO_2.

4.4 COPD

Die chronisch obstruktive Lungenkrankheit oder auch COLD (chronic obstructive lung disease) bzw. COPD (chronic obstructive pulmonary disease) ist eine chronische Erkrankung, welche gekennzeichnet ist durch die Verengung der Bronchiolen und einer erschwerten Expiration.

Durch Schäden an den Epithelzellen der Bronchialschleimhaut kommt es zu einer konstanten Entzündungsreaktion. Multiple Mediatoren (IL-8, TNF-alpha und Makrophagen) beteiligen sich an der Schwellung des Epithels, was zu der typischen Verengung führt.

Die Verengung in der Peripherie des Lungengewebes führt zu einem »Luftstau« in den Alveolen. Dies stört den Luftaustausch und somit die Gasdiffusion. Aufgrund der niedrigen Konzentration an CO_2 in der Atemluft ist die stehende Luft in den Alveolen schnell gesättigt und das Diffusionsgefälle zwischen Blut und Luft nicht mehr ausreichend, um die Elimination von CO_2 funktional zu gestalten. Dies hat zur Folge, dass die Konzentration an CO_2 im Blut steigt. Trotz der Gewöhnung und Kompensation von PatientInnen mit einer COPD kommt es in Akutsituationen zu einer Hyperkapnie. Mit einer Erhöhung des AMV, versucht der Organismus einen verbesserten Gasaustausch zu gewährleisten, was in einer Tachydyspnoe resultiert, wenn die Kompensationsfähigkeit erreicht ist.

Anzutreffen sind PatientInnen mit einer COPD GOLD 1–4. Dies ist die Einteilung des Schweregrades der COPD nach der »Global Initiative for Chronic Obstructive Lung Diseases«, bei welcher zwei Lungenfunktionswerte gemessen und die Korrelation beider miteinander verglichen wird.

Erhoben wird hierfür die:

- Einsekundenkapazität FEV1, welche angibt, wieviel Luft innerhalb einer Sekunde ausgeatmet werden kann.
- Forcierte Vitalkapazität FVC, welche angibt, wieviel Luft man nach maximaler Einatmung ausatmen kann.

Die gemessene FVC stellt den Sollwert dar (Vogelmeier et al., 2017):

- GOLD 1 = FEV1: > 80 %
- GOLD 2 = FEV1: 50–79 %
- GOLD 3 = FEV1: 30–49 %
- GOLD 4 = FEV1: < 30 %

In der Notfall- und Intensivmedizin wird häufig der Begriff der exazerbierten COPD verwendet. Eine Exazerbation liegt dann vor, wenn eine akute Verschlechterung der COPD eintritt.
Die Gründe können unterschiedlich sein:

- Pulmonaler Infekt, welcher eine zusätzliche Obstruktion herbeiführt.
- Ausgelassene Medikation.
- Reizung der Atemwege (thermisch, chemisch).

Lernzusammenfassung

- PatientInnen mit einer COPD haben Probleme, eingeatmete Luft wieder auszuatmen.
- Die COPD ist eine chronisch fortschreitende Störung des Epithels mit einer Gasaustauschstörung.
- Eine Exazerbation der COPD liegt dann vor, wenn eine akute Verschlechterung der Symptomatik vorliegt.

4.5 Spasmen

Spasmen der Atemwege stellen eine akute Konstriktion der luftleitenden Wege dar. Je nach Durchmesser, Intensität und Lokalität kann es auch zu einem kompletten Verschluss kommen.

> Bei Kindern steigt die Gefahr des Verschlusses aufgrund eines Spasmus (Trachea- Bronchospasmus) mit jüngerem Alter an, da die Atemwege sehr klein sind und wenig Schwellung ausreicht, um den Atemweg signifikant zu verengen.

Ein Bronchospasmus entsteht durch ein Verkrampfen der Muskulatur eben jener Bronchien. An dieser Stelle setzt die pharmakologische Therapie von Bronchodilatatoren an. Das ist der Grund, warum sie als Akutmedikation oder als Dauermedikation (siehe Frau K.) eingenommen werden.

Lernzusammenfassung

- Ein Spasmus verengt die luftleitenden Wege und erhöht den Widerstand bei der Atmung.
- Spasmen treten akut auf, Obstruktionen hingehen i. d. R. chronisch.

4.6 Aspiration

Neben der Atemwegsverlegung durch Fremdkörper oder der Aspiration von Mageninhalt spielt auch das Mendelson-Syndrom eine große Rolle.

> Das *Mendelson-Syndrom* beschreibt die Aspirationspneumonie durch die Aspiration von Magensaft (Säure). Zu dem traumatischen Schaden und der Verlegung kommt die ätzende Wirkung der Säure, welche eine Pneumonitis auslöst und aufgrund der eintretenden Entzündungsreaktion zu einem toxischen Lungenödem führen kann.

Jede Form der Aspiration und Atemwegsverlegung verursacht neben dem Trauma einen Teilverschluss oder Verschluss der Atemwege. Dies behindert die Ventilation sowie den Gasaustausch und führt zur Hypoxie, Hyperkapnie und bei fehlender Intervention zum Kreislaufstillstand.

Lernzusammenfassung

- Aspirationen und Atemwegsverlegungen können immer ein vital bedrohlicher Notfall sein.
- Die Folgeschädigung durch das Trauma führt zu einer entzündlichen Reaktion in der Schwere abhängig von der Art des Traumas.

4.7 Pneumothorax und Hämatothorax

Der Pneumothorax unterschiedlicher Ursache ist eine Schädigung der thorakalen Strukturen, welche vermehrt in der ersten Lebenshälfte anzutreffen ist. Die Inzidenz über alle Altersgruppen hinweg beträgt 22 Fälle auf 100.000 EinwohnerInnen. Pro Jahr werden in Deutschland 10.500 PatientInnen stationär mit einem Pneumothorax versorgt, wobei Männer Mitte ihrer Zwanziger 3,3-Mal häufiger betroffen sind als Frauen desselben Alters. Mit zunehmendem Alter nimmt die Häufigkeit ab und erreicht inmitten des siebten Lebensjahrzent ein erneutes hoch (Bobbio et al., 2015; Schnell et al., 2017).

Im Gegensatz zu dem Auftreten eines Pneumothorax zeigt sich in jüngeren Lebensjahren eine niedrige Letalität nach eingeleiteter Behandlung, welche ab dem 45. Lebensjahr ansteigt (1,3 %) und im hohen Alter über 90 Jahre bis auf 16 % ansteigt (Schnell et al., 2017).

Unterschieden werden der »primäre Spontanpneumothorax (PSP)«, welcher akut auftritt, der »sekundäre Spontanpneumothorax (SSP)«, welcher nach vorheriger Thoraxintervention oder bestehender pulmonaler Erkrankung auftritt, sowie der »Traumatische Pneumothorax«.

Aufgrund des Verständnisses der Pathophysiologie werden wir nachfolgend die einzelnen Arten des Pneumothorax, beginnend mit dem traumatischen Pneumothorax, aufzeigen. Der Spannungspneumothorax ist eine eskalierte Form der vorher benannten Arten und wird als letzter Punkt genannt.

4.7.1 Pathophysiologie

Ein Pneumothorax liegt immer dann vor, wenn sich im Pleuraspalt Luft ansammelt. Diese behindert das Lungenparenchym an der Ausdehnung und kann je nach Volumen und Vorerkrankung des Patienten zu einer mehr oder weniger ausgeprägten Dyspnoe führen. Das Ausmaß der Dyspnoe sowie die Funktionseinschränkung der Ventilation und des Gasaustausches sind, noch vor den Schmerzen, die Marker für die Dringlichkeit der Einleitung einer Behandlung.

Je nach Lokalisation, Anatomie, Ursache oder Erscheinungsbild kann ein Pneumothorax differenziert bezeichnet werden.

Bei bildgebenden Verfahren können das Volumen sowie die Position der Luftansammlung im Pleuraspalt gesehen werden und danach differenziert werden:

- Luftansammlung in der Lungenspitze: Spitzenpneumothorax
- Luftraum am Rand des Lungenparenchyms: Mantelpneumothorax

Die Luft, welche sich innerhalb des Pleuraspaltes sammelt, kann je nach Ursprung namensgebend für den Pneumothorax sein.

Bei einem geschlossenen Pneumothorax liegt die Quelle der Luft innerhalb des Lungenparenchyms, hervorgerufen durch die Beschädigung von Alveolen oder luftleitenden Strukturen.

Ein offener Pneumothorax besitzt eine Verbindung zur Außenluft und durch die Veränderung der Drücke in der Expiration und Inspiration kommt es zum Einströmen der Luft in den Pleuraspalt.

Lernzusammenfassung

- Jede Art von Pneumothorax stellt immer eine Verringerung der Lungenkapazität dar.
- Kleinere Luftansammlungen lassen sich radiologisch nachweisen und stellen selten ein akutes Problem dar.
- Große Luftansammlungen, welche symptomatisch sind, lassen sich anhand der Klinik und einer Auskultation recht spezifisch bestimmen.

4.7.2 Traumatischer Pneumothorax

Durch eine stumpfe oder scharfe Gewalteinwirkung sowie durch Drucktraumata, welche die Stabilität und Funktionalität der thorakalen Strukturen beeinflussen, kann es zu einem Pneumothorax kommen. Regelhaft kommt es hier zu einem Ventilmechanismus. Das bedeutet bei einer äußeren Verletzung bis in den Pleuraspalt, dass während der Inspiration aufgrund des Unterdrucks Luft von außen in den Pleuraspalt gesaugt wird. In der Expiration schließt sich die Öffnung aufgrund des herrschenden Überdrucks und so sammelt sich mit jedem Atemzug vermehrt Luft im Pleuraspalt.

Ist die Beschädigung am Lungenfell zum inneren des Lungengewebes hin, füllt sich der Pleuraspalt in der Expiration, da dort ein Überdruck aufgebaut wird und die Luft versucht, nach außen zu strömen.

Ein Spannungspneumothorax ist ein Pneumothorax, der durch einen solchen Ventilmechanismus regelrecht »gefüttert« wird. Die Luftmenge erreicht dabei ein Volumen, welches beginnt das Mediastinum zu verdrängen. Die Kompression auf das Myokard führt zunehmend zu einer schlechteren Beweglichkeit des Herzens. Kann sich das Herz nicht mehr ausreichend Füllen, verringert sich in der Diastole die Füllung der Koronararterien und es kommt zu einem Kreislaufstillstand.

Lernzusammenfassung

- Ursache eines traumatische Pneumothorax ist häufig eine Verletzung, welche ein Ventil darstellt. Dies kann mit der Zeit zu einem Spannungspneumothorax führen.
- Ein Spannungspneumothorax ist, über die Ventilationseinschränkung hinaus, aufgrund der hämodynamischen Einwirkung gefährlich.

4.7.3 Therapie

Kleine Pneumothoraxe, primär die PSP, können konservativ abheilen und benötigen nicht unbedingt eine invasive Intervention. Bei größeren Schädigungen, welche mit einer Funktions- oder Kapazitätseinschränkung der Lunge einhergehen, ist die Thoraxdrainage die Therapie der Wahl. Eine Hämatomausräumung kann bei einem Hämatothorax, bei welchem die Menge an Hämatomen nicht mehr durch eine Thoraxdrainage entfernt werden kann, durchgeführt werden.

Kommt es bei PatientInnen zu rezidivierenden Pneumothoraxen können mittels Pleurodese das Lungenfell und das Brustfell miteinander verklebt werden, sodass erneuten Luftansammlungen kein Raum geboten wird.

> Ein *Hämatothorax* besitzt von seinen Auswirkungen Ähnlichkeit mit einem Pneumothorax. Namensgebend ist hier aber eine Blutung das Problem, welche im Pleuraspalt durch Blutansammlung ähnliche Symptomatiken hervorruft.

Gerade im Setting der Notfallversorgung stellt sich die Thoraxdrainage als patente Therapie dar, um den akuten und womöglich Lebensbedrohlichen Verlauf eines Pneumothorax, suffizient zu begegnen (Schnell et al. 2018).

Thoraxdrainagen können in Bülau- und Monaldi-Position angelegt werden. Ihr Ziel ist es, durch einen extern erzeugten Sog die Luft (oder Flüssigkeit) aus dem Pleuraspalt zu entfernen und so ein optimales Entfalten der Lunge zu ermöglichen.

- Monaldi-Position: 2. ICR in der Medioklavikularlinie. Diese Position wird nur noch in Ausnahmefällen angewendet.
- Bülau-Position: 4. ICR zwischen der vorderen und mittleren Axillarlinie.

Regelhaft werden zur Sogtherapie entweder elektrische Systeme oder Systeme mit Vakuum und Wasserschloss verwendet.

PatientInnen nach Anlage einer Thoraxdrainage müssen überwacht werden. Nicht nur der invasive Eingriff mit eventuellen Verletzungen der anatomischen Strukturen machen dies nötig. Auch kann es durch das plötzliche Entfalten des Lungengewebes zu Ödemen der betroffenen Lunge kommen. Dies begünstigt eine erschwerte Diffusion und daraus resultierend einen verschlechterten Sauerstoffaustausch der erneut Dyspnoe verursacht (▸ Kap. 4.10).

Lernzusammenfassung

- Die Entlastung der Lunge durch Punktion und Ablassen/Absaugen des Blutes/der Luft ist die notfallmedizinische erste Wahl, wenn die Klinik des Patienten Dekompensation zeigt.
- Kleinere Ansammlungen von Luft oder Blut, insofern die Quellen hierfür versiegelt sind, können konservativ, abwartend behandelt werden.
- Ein Spannungspneumothorax stellt, wenn nicht jetzt, ziemlich bald einen Notfall dar.
- In der Notfallversorgung stellt die Thoraxdrainage eine patente Therapie dar, um den akuten und womöglich Lebensbedrohlichen Verlauf eines Pneumothorax, suffizient zu behandeln.

4.8 Pneumonie

Die Pneumonie stellt im klassischen Sinne die Lungenentzündung dar. Ausgelöst wird sie durch Bakterien, Viren oder auch Pilze, welche das bereits geschwächte oder auch gesundes Gewebe angreifen.

Die einsetzende und möglicherweise überschießende Abwehrreaktion des Immunsystems führt bei vorerkrankten PatientInnen zu einer Sepsis.

Die Leitsymptome einer Pneumonie sind

- Dyspnoe
- Fieber
- Thorakaler Schmerz

Befindet sich der Herd der Entzündung in den Randbereichen des Lungengewebes, kann es zeitgleich zu einer Pleuritis kommen, welche zu atemabhängigen Schmerzen führt.

Kommt es zu einer Entzündung des Brust- oder Lungenfells, spricht man von einer Pleuritis, welche mit mittleren bis starken, atemabhängigen Schmerzen einhergeht. Ursache einer Pleuritis kann eine Pneumonie sein. Ebenso kann eine Pleuritis, aufgrund der räumlichen Nähe, zu einer Pneumonie führen.

Erreger die häufig Pneumonie verursachen sind:

- Pneumokokken
- Staphylokokken
- Legionellen
- Chlamydia pneumoniae
- Influenza (Viral)
- Pneumocystis carinii (Viral)
- Candida (Pilz)
- Aspergillus (Pilz)

Die Diagnostik von bakteriellen und viralen Infekten beschränkt sich nicht nur auf den mikrobiellen Nachweis. In der radiologischen Bildgebung (Röntgen, CT etc.) stellen sich beide Erregertypen unterschiedlich dar. Während bakterielle Erreger häufig die Alveolen oder Bronchiolen befallen, fühlen sich virale Erreger und Pilze im interstitiellen Raum wohler.

Unabhängig von dem Vorhandensein von Erregern, führen auch Aspirationen häufig zu Pneumonien. Hierbei schädigt die aspirierte Magensäure das Lungengewebe und es kommt zu einer Verätzung. Die hierdurch verursachte Entzündungsreaktion führt zum Bild einer Pneumonie, auf die häufig eine bakterielle Folgeinfektion folgt.

Die Symptome einer Pneumonie sind abhängig von der Funktionseinschränkung und Größe des Infektes. Als mögliche Symptome können auftreten:

- Fieber bis zu 42°C
- Schüttelfrost
- AZ-Minderung
- Dyspnoe bis zur Orthopnoe
- Tachypnoe > 20/min
- Tachykardie
- Pleuritis mit atemabhängigem Schmerz
- Kopf- und Gliederschmerzen
- eitriges bis blutiges Sputum
- fein- bis grobblasige Rasselgeräusche

Lernzusammenfassung

- Die Pneumonie ist eine Entzündung des Lungengewebes und besitzt das Risiko inflammatorischer Eskalation.
- Sowohl die Funktionsstörung als auch die hohe Sekretlast und das Lungenödem stellen Risikofaktoren für eine Dekompensation dar.
- Bei einer schweren Pneumonie ist die Symptomatik in der Regel ebenso schwer ausgeprägt.
- Nicht alle Symptome müssen zutreffen, Variationen sind möglich und gerade mit zunehmendem Alter werden PatientInnen oligosymptomatisch (Metlay et al., 1997).

4.8.1 Diagnostik und Therapie

Die Diagnose einer Pneumonie wird durch eine radiologische Untersuchung gesichert. Hierfür werden in der Notaufnahme in der Regel ein Röntgenbild oder eine Computertomographie des Thorax durchgeführt. Wenn in den Aufnahmen Verschattungen im Bereich der Lunge zu erkennen sind, geben diese Aufschluss über Lokalisation und Ausmaß der Pneumonie. Ein CT bietet hierbei bessere Ergebnisse als ein Röntgenbild. Darüber hinaus können durch eine bronchoalveoläre Lavage Proben entnommen werden, welche seitens der Mikrobiologie auf Antibiotikaresistenzen untersucht werden können. Da durch die dünnen Alveolarwände und das Interstitium Bakterien in die Blutbahn übertreten können, sollten die diagnostischen Maßnahmen zusätzlich durch die Abnahme von Blutkulturen sowie die Bestimmung des Erregers komplementiert werden (Ewig et al., 2021). Weiterführende Inhalte zu dem Thema Sepsis finden Sie in Unserem »Lehrbrief Sepsis«.

Bis zur Durchführung radiologischer, mikrobieller und laborchemischer Diagnostik, hat man aber noch eine Fülle an klinischer Diagnostik, welche zu einer gewissen Sicherheit und einem Ausschluss eventueller Differenzialdiagnosen führt.

Bereits der klinische Befund, die Vitalparameter sowie die Auskultations- und Perkussionsbefunde geben Aufschluss über das Vorliegen einer Pneumonie sowie richtungsweisend, über deren Ausmaß (Ebell et al., 2020).

Sollte der Patient über eine Dyspnoe klagen kann eine Blutgasanalyse hilfreich sein, um die Qualität des Gasaustausches festzustellen. Darüber hinaus bieten erste Laboruntersuchungen (CRP, IL-6) eine hohe Sicherheit in der Diagnostik in Bezug auf einen Infekt.

In der Regel ist eine symptomatische Therapie unumgänglich. Je nach Schwere der Pneumonie, benötigt die Patientin eine Sauerstoffgabe, kreislaufunterstützende Maßnahmen bis hin zu einer Überdruckbeatmung, um mittels erhöhter Beatmungsdrücke und vermehrtem AMV den Gasaustausch zu begünstigen.
Als zentrale Aufgabe in der Therapie gilt es die Ursache zu finden und zu therapieren.

Als Ursache kommen in Frage:

- Bakteriell
- Viral
- Mykose
- Chemisch (Verätzung)

Je nach Ursache finden verschiedene Therapien, häufig medikamentös mittel Antibiotika, Virustatika oder fungizide Medikamente Anwendung.

Bei fulminanter Pneumonie einhergehend mit einer Sepsis spielt Zeit eine maßgebende Rolle für eine erfolgreiche Therapie. Wichtige therapeutische Maßnahmen sollten innerhalb der ersten Stunde eingeleitet werde. Näheres hierzu finden Sie im »Lehrbrief Sepsis«.

Lernzusammenfassung

- Die Pneumonie ist in erster Linie ein Infekt, Identifizierung des Erregers und gezielte antibiotische, virozide oder fungizide Therapien sind das beste Mittel.
- Da die Lunge ein zentrales Organ und äußerst gut durchblutet ist, besitzen Pneumonien ein hohes Potential systemische Reaktionen auszulösen.
- Losgelöst von der technischen und laborchemischen Diagnostik ist der klinische Eindruck ein sehr guter Prädiktor für das Vorliegen einer Pneumonie.

4.9 Lungenemphysem

Ein Lungenemphysem entsteht, wenn sich einzelne Alveolen überblähen und die interalveolären Septen Schaden nehmen. Gehen diese Zugrunde verschmelzen die Alveolen und bilden größere Blasen, welche man in diesem Zusammenhang als Emphysemblasen bezeichnet. Dieser natürliche Prozess passiert zwar auch mit zunehmendem Alter, allerdings können Vorerkrankungen, Infekte oder chronische Schäden am Lungengewebe dies fördern oder akut hervorrufen. Starke Barotraumata, wie sie bei Tauchunfällen oder *blast injuries* vorkommen, können dazu führen, dass viele Alveolen zugrunde gehen und sehr schnell größere Emphysemblasen bilden. Das problematische an diesem Verschmelzungsprozess ist, dass Emphysemblasen nicht mehr am Gasaustausch teilnehmen und anfällig für Infektionen sind. Aufgrund des Euler-Liljestrand-Reflexes kann dies zu einer Überlastung des rechten Herzens führen (▶ Kap. 4.9).

Findet in einem Teilbereich der Lunge keine suffiziente Ventilation mehr statt, reagiert der Organismus reflektorisch mit einer Vasokonstriktion der Gefäße, um Shunts innerhalb der Lunge zu vermeiden. Der nichtventilierte Teil der Lunge wird infolgedessen schlechter perfundiert. Die Erhöhung des Strömungswiderstandes in der Lunge führt zu einer vermehrten Nachlast des rechten Herzens. Dies nennt man den *Euler-Liljestrand-Mechanismus* (Reflex).

Als Raucherin und mit ihrer COPD sowie dem Asthma hat Frau K. gleich zwei Risikofaktoren für ein

Lungenemphysem. Toxine, welche das Epithel angreifen und eine konstante Aufblähung der Alveolen aufgrund ihrer obstruktiven Erkrankungen.

Cave: Emphysemblasen können, nimmt der Druck nicht ab, perforieren und einen Pneumothorax auslösen.

PatientInnen die an einem chronischen Lungenemphysem erkrankt sind, können in zwei Formen des Lungenemphysems eingeteilt werden:

- *Blue Bloater:* Anzeichen einer Zyanose. Sie zeigen wenig gesteigerte Atemarbeit und neigen zu respiratorischer Insuffizienz sowie Übergewicht.
- *Pink Puffer:* Keine Zyanose, eher rosiges Aussehen mit starker Atemarbeit und daraus resultierend einen hohen Kalorienverbrauch. Diese PatientInnen kompensieren oder »puffern« ihr Lungenemphysem und weisen ausreichend bis gut oxygeniertes Blut auf.

4.9.1 Diagnostik und Therapie

Wie bei vielen pulmonalen Erkrankungen ist die radiologische Untersuchung auch hier eines der sichersten Diagnoseinstrumente. Hier ist das CT dem Röntgen-Thorax überlegen. In den Bildern zeigt sich ein Lungenemphysem durch Zeichen der Rechtsherzbelastung, diffuser Substanzminderung des Lungengewebes und eines tiefstehenden Zwerchfells.

Da bereits geschädigtes und zerstörtes Lungengewebe nicht geheilt oder erneuert werden kann ist die Therapie des Lungenemphysems auf *Symptomminderung* ausgelegt. Als zentraler Ansatz für die Therapie gilt es, Risikofaktoren zu minimieren und durch die Einnahme von Bronchodilatatoren einen weiteren Gewebsuntergang zu minimieren und den Wegfall des bereits untergegangenen Gewebes zu kompensieren.

Lernzusammenfassung

- Das Lungenemphysem ist eine chronisch fortschreitende Erkrankung, welche zum Untergang des Lungengewebes führt.
- Neben dem Verlust von funktionalem Lungengewebe, können Emphysemblasen zu einem Pneumothorax führen.

4.10 Lungenarterienembolie (LAE)

Die Lungenarterienembolie (LAE) oder Lungenembolie ist ein Verschluss einer Lungenarterie und unterbricht somit die Blutversorgung eines Teils des Lungengewebes. Diese Unterbrechung hat zur Folge, dass weniger Alveolen mit Blut versorgt werden und somit weniger Gasaustauschfläche vorhanden ist. Der entstehende »Blutstau« hat nicht nur für die Oxygenierung nachteilige Effekte, sondern wirkt sich auch auf die Hämodynamik aus.

Das zurückgestaute Blut erzeugt vermehrt Nachlast in der Pulmonalarterie und führt zu einer erhöhten *Rechtsherzbelastung*, welche durch das muskulär schwächere rechte Herz nur schwer kompensiert werden kann. Eine Rechtsherzkompensation mit Pumpversagen kann die Folge sein.

Der rechtsseitige Blutstau kann sich bei schweren Verläufen über das rechte Herz hinaus bis in die Pfortader fortsetzen und somit den Druck in Leber und Darm erhöhen. Beide Organe können hierdurch Schaden nehmen und in ihrer Funktion eingeschränkt werden.

Weniger Blut fließt zum linken Herzen, da es in der Pulmonalarterie versackt und verringert somit die Vorlast des rechten Herzens. Dies führt zu einer möglichen Hypotension, da die ausreichende Füllung des muskulär stärkeren linken Herzens, verringert ist und es so zu einem schlechteren Auswurf kommen kann.

Lernzusammenfassung

- Die LAE wird ausgelöst durch ein thromboembolisches Ereignis und gleicht einem Insult in der Lunge.
- Sie kann weitreichende Folgen für die Oxygenierung und die Hämodynamik eines Erkrankten haben.

4.10.1 Symptomatik

Die Symptomatik der LAE ist je nach Größe des Verschlusses unterschiedlich ausgeprägt. Kleine Verschlüsse können gänzlich ohne Symptome und somit unbemerkt vonstatten gehen. Hierbei zeigen lediglich Laborparameter den Verdacht an und ein CT mittels Kontrastmittel kann die Verdachtsdiagnose sichern.

Mit steigender Größe des Verschlusses, Größe des verschlossenen Gefäßes, Funktionseinschränkung des Lungengewebes und erhöhtem Rückstau des Blutes zeigen sich folgende Symptome:

- Dyspnoe
- Hypoxämie
- Hyperkapnie
- Tachykardie
- Hypotonie
- Thorakale Schmerzen (Pleuritis)
- Stauungsleber, Kapselschmerz (Oberbauchschmerzen)

Lernzusammenfassung

- Die LAE zeigt nicht nur respiratorische Symptome, sondern auch Hämodynamische und sogar abdominelle.
- Je nach Ausmaß kann das plötzliche Eintreten einer großen LAE binnen kurzer Zeit zur Dekompensation oder zum Herzkreislaufstillstand führen.

4.10.2 Diagnostik und Therapie

Neben den klinischen Anzeichen, die der Patient zeigt, kann ein neu aufgetretener Rechtsschenkelblock, ein Steiltyp oder eine T-Negativierung in V1–V3 im EKG zu sehen sein. Die Diagnose kann dann mittels CT gesichert werden. Hierfür wird Kontrastmittel injiziert, um dem Gefäßverlauf bzw. den plötzlichen Abbruch des Blutflusses in den Gefäßen zu erkennen. In einem Röntgen-Thorax kann der Rückstau des Blutes anhand eines vergrößerten rechten Herzens, eines prominenten Pulmonalbogens oder einer erweiterten Lungenarterien zu sehen sein. Hierzu kann zusätzlich auch ein TEE und TTE herangezogen werden.

Die Lungenembolie lässt sich in verschiedene Schweregrade einteilen. Diese Einteilung wird vorgenommen nach »Grosser« (▶ Tab. 3).

Tab. 3: Schweregradeinteilung der Lungenembolie nach Grosser (Grosser, 1988)

	Schweregrad 1	Schweregrad 2	Schweregrad 3	Schweregrad 4
Klinik	• Kurzfristige Symptomatik • Dyspnoe, thorakaler Schmerz • Evtl. Hämoptyse, Pleuraerguss, Fieber	• Leichte, anhaltende Symptomatik • Dyspnoe, Tachykardie, Tachypnoe, thorakaler Schmerz • Siehe Schweregrad 1	• Ausgeprägte, anhaltende Symptomatik • Schwere Dyspnoe, Tachykardie, • Tachypnoe, • thorakaler Schmerz, Zyanose, Angst, Hypotension, Synkope	• Zusätzlich zu 3 – Schocksymptomatik bis zum Herzkreislaufstillstand
System. Art. RR	normal	normal bis leicht erniedrigt	erniedrigt	stark erniedrigt mit abgeflachter Amplitude
Pulmonalarterieller RR	normal	normal bis leicht erhöht	PA-MAD 25–30 mmHg	PA-MAD > 30 mmHg
PaO$_2$	normal	ca. 80 mmHg	< 70 mmHg	< 60 mmHg
Gefäßopliteration	periphere Äste	Segmentarterien	ein PA-Ast oder mehrere Lappenarterien	ein PA-Ast und mehrere Lappenarterien (evtl. ganzer PA-Stamm)

Als diagnostisches Instrument für die schnelle Einschätzung (oder Ersteinschätzung) hat sich der Wells-Score, in seiner vereinfachten Version, durchgesetzt. Dieser dient als anamnestisches und klinisches Instrument. Antworten werden mit Punkten bewerten.

Tab. 4: Wells-Score (Wells, 1998)

Symptom	Punkte
Beinvenenthrombose	Ja = 1 Punkt
Hämoptysen	Ja = 1 Punkt
Malignom (Jünger als 6 Monate oder unter Therapie)	Ja = 1 Punkt
Immobilisation mind. 3 Tage oder Operation innerhalb des letzten Monats	Ja = 1 Punkt
LAE oder TVT in der Vorgeschichte	Ja = 1 Punkt
Tachykardie > 100 bpm	Ja = 1 Punkt
Lungenembolie wahrscheinlicher als andere Diagnosen?	Ja = 1 Punkt
	0–1 Punkte = Lungenembolie unwahrscheinlich 2 oder mehr Punkte = Lungenembolie wahrscheinlich

Wichtig für die Therapie der LAE ist heraufzufinden, welchen Ursprung der Embolus oder Thrombus hat. Mittels Duplexsonographie kann eine Thrombose der Beinvenen oder tiefen Beckenvenen ausgeschlossen oder festgestellt werden. Folgende Faktoren wirken begünstigend auf eine Thrombose:

• lange Immobilität (Flugreisen, längere Autofahrten, Liegetrauma unklarer Dauer)
• bekannte Thrombophilie
• kürzlich zurückliegende Operationen

Hat man nun die gesicherte Diagnose einer LAE muss, neben der Stabilisierung des Patienten und der Behebung akuter ABCDE-Probleme, der Verschluss eröffnet werden.

Dies geschieht bei den Stadien eins und zwei mittels niedermolekularen Heparins oder, bei vorliegender Kontraindikation für Heparin, mit alternativen Thrombozytenaggregationshemmern.

Die Stadien 3 und 4 gehen meist mit einer massiven Verschlechterung der Hämodynamik einher. Eine Lysetherapie mittels Fibrinolyse ist aktuell das Mittel der Wahl. Die operative Entfernung des Embolus hat sich aufgrund der hohen Effektivität der Lysetherapie und dem Erscheinen kathetergestützter Reperfusionsverfahren in den Hintergrund gestellt.

Es gelten aber nach wie vor die gängigen Kontraindikationen zu einer Lysetherapie:

• Operation innerhalb der letzten 10 Tage
• cerebrovaskulärer Insult innerhalb der letzten 2 Monate
• akute, unstillbare Blutungen

In Abwägung des Risikos und der Kontraindikationen besteht die Alternative einer kathetergestützten Reperfusion mit niedrig dosierter Lysetherapie. Hierbei wird das Medikament zur Lyse mittels Katheter direkt an den Thrombus gebracht (Eid-Lidt et al., 2008).

4.11 Lungenödem

Als Lungenödem wird die Ansammlung von Flüssigkeit im Lungengewebe bezeichnet. Dies ist vergleichbar mit einem Ödem in der Peripherie. Flüssigkeit tritt aus den Kapillargefäßen aus und sammelt sich im interstitiellen Raum. Hieraus resultiert eine verlängerte Diffusionsstrecke an den Alveolen und eine, teils großflächige, Funktionsstörung des Lungengewebes. Das Endergebnis ist eine Ateminsuffizienz, welche nachfolgend zu einer Dyspnoe führen kann, um durch ein höheres AMV die Funktionsstörung zu kompensieren.

Als Ursache können in Frage kommen:

- Linksherzinsuffizienz – durch die Pumpschwäche des linken Herzens kommt es zu einer erhöhten Vorlast vor dem linken Herzen und zu einem Rückstau in die Lungengefäße. Der erhöhte Perfusionsdruck »presst« Flüssigkeit aus den Gefäßen in das Interstitium.
- Hypervolämie
- Entzündliche Prozesse der Gefäßwände oder des Lungengewebes – durch die Entzündung kommt es mittels Kapillarleck zu einem Flüssigkeitsaustritt.

Frau K. hat mit ihrer Aortenklappenstenose und den zurückliegenden Herzinfarkten vermutlich eine Pumpschwäche des linken Herzens. Die Medikation mit Sildenafil, welches pulmonale Gefäße über die Erhaltung von Stickstoff weitet, deutet auf einen pulmonalen Hochdruck hin. Somit hat Frau K. begünstigende Faktoren für ein Lungenödem.

Je nach Lokalisation oder Ursache kann man das Lungenödem in verschiedene Formen unterteilen.

Herzerkrankungen sind in der westlichen Welt weit verbreitet. Linksherzinsuffizienzen, Aorten- oder Mitralklappenstenosen sowie Hypertonie zählen zu den weit verbreiteten Erkrankungen. Die hierdurch entstehenden hohen Abpressdrücke in der Lunge sind ursächlich für ein kardiales Lungenödem.

Ein nicht kardiales Lungenödem kann unterschiedliche Ursachen haben:

- Infektion im Rahmen einer Pneumonie
- durch Aspiration und Schädigung des Parenchyms
- toxisch als Reaktion auf Reizungen (bspw. Rauchgas, Chlorgas)

Eine besondere Form der Ursache ist das onkotische oder renale Lungenödem, bei welchem es durch einen Proteinmangel zu einer Verringerung des intravasalen kolloidosmotischen Drucks kommt.

Nach der Lokalität kann man das Lungenödem in ein interstitielles und intraalveoläres Lungenödem unterteilen. Zweiteres fußt häufig auf dem Ersteren, da das Interstitium der Lunge nicht fähig ist, größere Mengen an Flüssigkeit aufzunehmen und diese sich dann in den Alveolen absetzt.

Lernzusammenfassung

- Ein Lungenödem verlängert die Diffusionsstrecke für O_2 und CO_2 ,wodurch höhere Konzentrationsgefälle nötig sind, um einen adäquaten Gasaustausch zu gewährleisten.
- Die Flüssigkeit im interstitiellen Raum stammt aus dem intravasalen Raum und kann über eine forcierte Diurese entfernt werden.

4.11.1 Diagnostik und Therapie

Ein leichtes Lungenödem, gerade zu Beginn der Erkrankung lässt sich nur schwer diagnostizieren. Meist sind die luftleitenden Strukturen noch frei und die Auskultation bringt keinen Aufschluss darüber. Die Auswirkungen auf die Oxygenierung können in der Regel noch gut kompensiert werden, ohne dass eine ausgeprägte Dyspnoe zu erkennen ist. Radiologische Untersuchungen zeigen wenig bis keine Veränderungen der Lunge.

Kommt es zunehmend zu einem Ödem im Interstitium der Lunge lassen sich Rasselgeräusche auskultieren, welche meist beidseits in den basalen Bereichen der Lunge zu hören sind. Seltener entwickelt sich ein Lungenödem einseitig. Die Rasselgeräusche können, bei eskaliertem Lungenödem aufsteigend sein und mittel bis grobblasig erklingen.

Radiologische Untersuchungen des Thorax zeigen weiße Lungenareale, eine sogenannte »fluid lung« (flüssige Lunge).

Erkennt man im Röntgen-Thorax bereits ein vergrößertes Herz, kann man hier die Vermutung auf die Ursache stellen. Laboruntersuchungen auf die Funktionsfähigkeit der Niere oder des Herzens sind weiter wegweisende Diagnostiken, um die Ausgangsdiagnose zu bestätigen. Sollte der Verdacht eines kardialen Lungenödems bestehen oder die Ursache nicht identifizierbar sein, sollte ein TTE und oder TEE erwogen werden.

Je nach Ausmaß des Lungenödems muss die Therapie zeitnah eingeleitet werden. Neben der Sauerstoffgabe, um die erschwerten Diffusionsbedingungen zu kompensieren, strebt man eine Entwässerung des Patienten an. Dies kann medikamentös oder mittels Nierenersatzverfahren erfolgen.

Lernzusammenfassung

- Das Lungenödem kann, wenn es fortgeschritten ist, bereits auskultatorisch und klinisch diagnostiziert werden.

- Die Anamnese der Vorerkrankungen ist hilfreich und wegweisend zu dieser Diagnose.
- Die Symptomatik kann von leicht – kompensiert bis lebensbedrohlich – dekompensiert reichen.
- Wenn die Symptomatik es zulässt, ist die Auflösung des Embolus ein planbares und gut durchführbares Vorgehen.

- Als effektive Therapie gilt eine forcierte Diurese und Beseitigung der Ursache.
- Große LAE gehen mit einer Instabilität des Patienten einher und binden viele Ressourcen.

4.12 Anämie und wie der Sauerstoff zur Zelle kommt

Als Ursache der Dyspnoe kommt ebenfalls eine Anämie in Frage. Zur Erläuterung befassen wir uns kurz mit der Funktionsweise des Sauerstofftransports.

Zwischen der Atemluft innerhalb der Alveolen und den Kapillaren außerhalb der Alveolen diffundieren Sauerstoff und Kohlenstoffdioxid entsprechend dem Konzentrationsgefälle.

Die Sauerstoffmoleküle, welche durch die Zellwände in den Gefäßen ankommen, binden sich an das Hämoglobin, welches innerhalb der Erythrozyten liegt. Aufgrund der Struktur des Hämoglobins entstehen für die Sauerstoffmoleküle vier Plätze mit verschiedener Bindungsaffinität.

Das mit Sauerstoff beladene Hämoglobin wandert nun durch die Gefäße, um in den Kapillaren den geladenen Sauerstoff abzugeben. Unabhängig von der Sättigung des Hämoglobins kann man sich nun vorstellen, dass ein Mangel an Hämoglobin unterschiedlicher Ursache, den Transport erschwert, da weniger Transportmöglichkeiten für den Sauerstoff zur Verfügung stehen.

In den Zellen entsteht so ein Mangel an Sauerstoff, welcher nicht in ausreichender Menge zum Ziel gebracht wird. Auch wenn die verbleibenden Hämoglobinmoleküle ausreichend beladen sind, herrscht in der Gesamtheit der Versorgung ein Mangel, welcher durch die Chemorezeptoren in der Carotis oder durch die Zielorgane (bspw. das Gehirn) registriert wird. Eine Nachbildung von Hämoglobin ist zeitaufwändig, so wird ein akuter Mangel durch eine Steigerung des AMV kompensiert, was schlussendlich zu einer Dyspnoe führen kann.

Je nach Ausmaß der Anämie setzt die Dyspnoe erst unter Anstrengung oder bereits in Ruhe ein.

Lernzusammenfassung

- Eine Anämie kann viele Ursachen haben, allen gemein ist die Erniedrigung des Hämoglobins.
- Der Mangel an Hämoglobin sorgt für eine Hypoxie trotz uneingeschränkter Lungenfunktion da der Sauerstoff nicht in ausreichender Menge zur Zelle transportiert werden kann.

4.13 Tüte gefälligst? – Hyperventilation

Bedingt durch das Thema dieses Lehrbriefes geht es hier um die Hyperventilation. Wer Anderes denkt, hat ein erhöhtes Risiko für COPD, Lungenemphysem und Spasmen. Diese Kapitel sollten dann nochmals gelesen werden, um sich die Auswirkungen zu verdeutlichen.

Der Begriff Hyperventilation beschreibt in sich bereits, was diese ist. Über eine Tachypnoe und Aktivierung der vollen Vitalkapazität erhöhen die PatientInnen ihr AMV. Dies führt zu einer Hypokapnie, welche infolge zu einer respiratorischen Alkalose führt. Im alkalischen Milieu erhöht sich die Plasmaeiweißbindung des Serumkalziums, wodurch weniger ionisiertes Calcium zur Verfügung steht. Das ionisierte Calcium nimmt wichtige Funktionen bei der muskulären Steuerung wahr. Ein Mangel führt zu Muskelkrämpfen, welche in den Unterarmen und der Handmuskulatur sehr prominent sind. Die sehr eindrückliche, als »Pfötchenstellung« bekannte Haltung bildet sich aus.

Eine CO_2-Rückatmung durch eine Tüte bzw. kontrollierte Hypoventilation mindert die respiratorische Alkalose und führt zu einer Rückläufigen Symptomatik.

Lernzusammenfassung

- Hyperventilation führt zu einer respiratorischen Alkalose und zu einem Calciummangel, welcher zu Muskelkrämpfen führt.

Eigene Notizen

5 Pflegerische und medizinische Akutversorgung

5.1 Ersteinschätzung von PatientInnen mit Dyspnoe

Die Ersteinschätzung von PatientInnen stellt durchaus eine Herausforderung dar. Neben der erschwerten Anamnese, bei der den PatientInnen förmlich »Die Luft zum Sprechen« fehlt, hat die Sauerstoffsättigung wenig Einfluss auf die Dringlichkeit.

Vielmehr sind es subjektive Eindrücke der PatientInnen oder der Pflegekraft sowie das klinische Bild, welches für die Dringlichkeit maßgebend ist.

5.2 Diagnostik

In den vorangegangenen Teilen haben wir bereits einiges über die diagnostischen Instrumente, welche die Medizin bereitstellt, erfahren. Hier möchten wir Ihnen nun Möglichkeiten zur klinischen Diagnostik an die Hand geben, welche schnell und effektiv zu Beginn des Erstkontaktes eingesetzt werden können, um das Leitsymptom, während der Ersteinschätzung zu differenzieren und die Dringlichkeit zu verifizieren.

> ***Auskultation:*** Atemgeräusche geben schnell Aufschluss über Art und Ausmaß der Funktionsstörung und können mithilfe eines Stethoskops zügig abgehört werden.

Auskultierbar sind:

- Stridor: Hoher Pfeifton in der Inspiration bei Verlegung oder Konstruktion der Atemwege (▶ Kap. 3 Symptome).
- Giemen: Pfeifton in der Expiration bei bronchialer Obstruktion (▶ Kap. 3 Symptome).
- Rasselgeräusche: Grobblasig in den größeren Atemwegen und feinblasig in den Bronchien und Bronchiolen, deuten auf Ansammlungen von Flüssigkeit hin.

- Brummen: Deutet auf festes Sekret hin, welches mit der Strömung der Atemluft schwingt.

Kein Atemgeräusch über einem Segment der Lunge ist bei einem spontan atmenden Patienten ein Zeichen für fehlende Ventilation (Pneumothorax). Bei Intubierten PatientInnen muss differenzialdiagnostisch eine Tubusfehllage ausgeschlossen werde.

Nicht selten wird die Anamnese als diagnostisches Mittel unterschätzt. Die genaue Information über eingenommene oder ausgelassene Medikation gibt Aufschluss darüber, welche Vorerkrankungen vorliegen oder welche Pathomechanismen bei der Dyspnoe aktuell greifen können. Frau K. ließ essenzielle Medikamente aus und speziell die fehlenden Bronchodilatatoren hätten die akute Situation am Auftreten hindern können.

Um einen ersten Eindruck über die Stabilität des Patienten zu gewinnen, bedienen Sie sich der Erhebung der Vitalparameter. Im Verlauf dieses Lehrbriefes haben Sie einen Eindruck davon erhalten, wie die Dyspnoe sowie ihre verschiedenen Ursachen sich auf die Hämodynamik auswirken. Neben der peripheren Sauerstoffsättigung zeigen Ihnen die Herzfrequenz und der Blutdruck inwieweit der Patient bereits dekompensiert ist.

5.3 Akutversorgung

Die Akutversorgung von PatientInnen mit Dyspnoe gestaltet sich trotz der Vielseitigkeit der Ursachen und der

Symptome, welche sich zu der Dyspnoe gesellen können, nicht so komplex wie man zu Beginnen den Eindruck haben könnte.

PatientInnen mit Dyspnoe erleiden, wie der Name bereits sagt, eine Atemnot. Das Gefühl schwer und unzureichend atmen zu können, bedeutet ein hohes Maß an Angst für die PatientInnen. Das Vermitteln von Ruhe und Fürsorge stellt die Basis jeden Umgangs mit den PatientInnen dar. Neben der zugewandten Kommunikation ist die Position und Lagerung der PatientInnen der erste Schritt, um das Atmen für die PatientInnen einfacher zu gestalten. Wie in diesem Lehrbrief bereits erwähnt, nehmen PatientInnen häufig von sich aus die »Kutscherposition« ein. Aufrechtes, nach vorn gebeugtes Sitzen mit der Möglichkeit, die Arme aufzustützen und die Beine hängen zu lassen, ermöglicht der Atemhilfsmuskulatur optimal zu arbeiten.

Die Vorlage von Sauerstoff in einer Flussmenge, welche an die PatientInnen und das Krankheitsbild adaptiert ist, bietet dem Organismus mehr Sauerstoff an und kann das Gefühl keine Luft zu erhalten mindern. Selbst bei guter peripherer Sättigung kann die Maßnahme wohltuend sein.

Der Einsatz von Bronchodilatatoren als Aerosol oder i. v. nach ärztlicher Rücksprache, die Gabe von Highflow-Sauerstoff in hoher Flussmenge oder die nichtinvasive Beatmung mittels Maske sind eskalierende Maßnahmen, die in der Frühphase der Therapie nicht nur Linderung, sondern auch Reserven schaffen können. Die Zeit bis zur Ursachenfindung oder -behebung kann so überbrückt werden.

Lernzusammenfassung

- Neben der allgemeinen Vitalzeichenerhebung bietet die Auskultation reichlich Informationen über den Zustand der Lunge des Patienten.
- Zur Unterstützung der körpereigenen Kompensation sollte der Patient aufrecht und sicher sitzen.

Eigene Notizen

6 Reflexionsfrage

Zu Kap. 1 Definition

Was bezeichnet man als Orthopnoe?

a) Verringerte Knochendichte
b) Knöchernes Atmen
c) Atemnot bei der Liegen nicht mehr möglich ist
d) Tachypnoe > 12/Min
e) Giemen in der Expiration

Zu Kap. 3 Symptome

Die periphere Zyanose, auch Akrozyanose genannt, entsteht aus welcher Ursache?

a) Hypoxie
b) Erhöhung des Methämoglobins
c) Minderperfusion
d) Hyperkapnie
e) Hypoglykämie

Zu Kap. 4 Symptomorientierte Grundlagen

Das errechnete Atemminutenvolumen setzt sich zusammen aus …

a) Tidalvolumen x Residualvolumen
b) Atemfrequenz x Tidalvolumen
c) Residualvolumen + Vitalkapazität
d) inspiratorisches Reservevolumen + expiratorisches Reservevolumen
e) Totraumvolumen + Tidalvolumen

Ein Spitzenpneumothorax beschreibt die Luftansammlung an welchem Ort?

a) Mediastinum
b) Vena cava
c) oberer Pleuraspalt
d) oberes Lungenparenchym
e) innerhalb der Thoraxdrainage

Die Atemregulation und der Atemantrieb wird physiologisch gesteuert über …

a) das PaO_2
b) das $PaCO_2$
c) die Diastole
d) den PH
e) die Herzfrequenz

Die Symptome der Pneumonie umfassen welches Symptom nicht?

a) Tachykardie
b) Tachypnoe
c) Hyperthermie
d) Pleuritis
e) Hyperthyreose

Der Euler-Lijestrand-Mechanismus beschreibt welche Reaktion?

a) Den Austausch von intrazellulärem Kalium und Natrium
b) Die Minderung der Perfusion bei Minderventilation von Teilen des Lungenparenchyms
c) Die Steigerung von Herzfrequenz und Blutdruck bei erhöhtem Hirndruck
d) Die Steigerung der Diurese bei Hyperkaliämie
e) Die Hyperventilation bei Hyperkapnie

Die Lungenarterienembolie (LAE) entsteht durch:

a) Nahrungsaufnahme mit hohem Anteil an Ballaststoffen
b) Einer Gerinnungsstörung und darauffolgender Blutung
c) Chronischem pulmonalem Hochdruck
d) Dem Aortenaneurysma
e) Dem Verschluss einer Lungenarterie durch einen Embolus/Thrombus

Zu Kap. 5 Pflegerische und medizinische Akutversorgung

Bei der Auskultation der Lunge hören Sie beim beatmeten Patienten einseitig kein Atemgeräusch. Was kann eine naheliegende Ursache sein?

a) Fehllage des Tubus
b) Hohe Sekretlast
c) Volumenmangel
d) Defektes Stethoskop
e) Fehlender Kreislaus

Antworten: Kap. 1 c); Kap 3. c); Kap. 4 b), c), b), e), b), e); Kap. 5 a)

Literatur

Bobbio, A., Dechartres, A., Bouam, S., Damotte, D., Rabbat, A., Regnard, J.-F., Roche, N., & Alifano, M. (2015). Epidemiology of spontaneous pneumothorax: Gender-related differences. *Thorax*, *70*(7), 653–658. https://doi.org/10.1136/thoraxjnl-2014-206577

Borg, G. A. (1974). Perceived exertion. *Exercise and Sport Sciences Reviews*, *2*, 131–153.

Brand, A., Conrad, A., Drache, D., Feyl, K., Frenzel, J., Heinrich, H., & Bürkle, S.-L. (Hrsg.). (2017). *Rettungssanitäter* (1. korrigierter Nachdruck). Georg Thieme Verlag.

Ebell, M. H., Chupp, H., Cai, X., Bentivegna, M., & Kearney, M. (2020). Accuracy of Signs and Symptoms for the Diagnosis of Community-acquired Pneumonia: A Meta-analysis. *Academic Emergency Medicine: Official Journal of the Society for Academic Emergency Medicine*, *27*(7), 541–553. https://doi.org/10.1111/acem.13965

Eid-Lidt, G., Gaspar, J., Sandoval, J., de los Santos, F. D., Pulido, T., González Pacheco, H., & Martínez-Sánchez, C. (2008). Combined clot fragmentation and aspiration in patients with acute pulmonary embolism. *Chest*, *134*(1), 54–60. https://doi.org/10.1378/chest.07-2656

Ewig, S., Kolditz, M., Pletz, M., Altiner, A., Albrich, W., Drömann, D., Flick, H., Gatermann, S., Krüger, S., Nehls, W., Panning, M., Rademacher, J., Rohde, G., Rupp, J., Schaaf, B., Heppner, H.-J., Krause, R., Ott, S., Welte, T., & Witzenrath, M. (2021). Behandlung von erwachsenen Patienten mit ambulant erworbener Pneumonie – Update 2021: S3-Leitlinie der Deutschen Gesellschaft für Pneumologie und Beatmungsmedizin (DGP), der Paul-Ehrlich-Gesellschaft für Chemotherapie (PEG), der Deutschen Gesellschaft für Infektiologie (DGI), der Deutschen Gesellschaft für Internistische Intensivmedizin und Notfallmedizin (DGIIN), der Gesellschaft für Virologie (GfV), des Kompetenznetzwerks CAPNETZ, der Deutschen Gesellschaft für Allgemeinmedizin (DEGAM), der Deutschen Gesellschaft für Geriatrie (DGG), der Deutschen Gesellschaft für Palliativmedizin (DGP), der Österreichischen Gesellschaft für Pneumologie (ÖGP), der Österreichischen Gesellschaft für Infektionskrankheiten und Tropenmedizin (ÖGIT), der Schweizerischen Gesellschaft für Pneumologie (SGP) und der Schweizerischen Gesellschaft für Infektiologie (SGInf). *Pneumologie*, *75*(09), 665–729. https://doi.org/10.1055/a-1497-0693

Grosser, K. (1988, März 24). *Akute Lungenembolie: Behandlung nach Schweregraden*. Deutsches Ärzteblatt. https://www.aerzteblatt.de/archiv/110980/Akute-Lungenembolie-Behandlung-nach-Schweregraden

Metlay, J. P., Schulz, R., Li, Y. H., Singer, D. E., Marrie, T. J., Coley, C. M., Hough, L. J., Obrosky, D. S., Kapoor, W. N., & Fine, M. J. (1997). Influence of age on symptoms at presentation in patients with community-acquired pneumonia. *Archives of Internal Medicine*, *157*(13), 1453–1459.

Mockel, M., Searle, J., Muller, R., Slagman, A., Storchmann, H., Oestereich, P., Wyrwich, W., Ale-Abaei, A., Vollert, J. O., Koch, M., & Somasundaram, R. (2013). Chief complaints in medical emergencies: Do they relate to underlying disease and outcome? The Charité Emergency Medicine Study (CHARITEM). *European Journal of Emergency Medicine*, *20*(2), 103–108. https://doi.org/10.1097/MEJ.0b013e328351e609

Schnell, J., Beer, M., Eggeling, S., Gesierich, W., Gottlieb, J., Herth, F., Hofmann, H.-S., Jany, B., Kreuter, M., Ley-Zaporozhan, J., Scheubel, R., Walles, T., Wiesemann, S., Worth, H., & Stoelben, E. (2018). Management of Spontaneous Pneumothorax and Postinterventional Pneumothorax: German S3-Guideline. Zentralblatt für Chirurgie – Zeitschrift für Allgemeine, Viszeral-, Thorax- und Gefäßchirurgie, 143 (S 01), S12–S43. https://doi.org/10.1055/a-0588-4444

Schnell, J., Koryllos, A., Lopez-Pastorini, A., Lefering, R., & Stoelben, E. (2017). Spontaneous Pneumothorax: Epidemiology and Treatment in Germany Between 2011 and 2015. *Deutsches Aerzteblatt Online*. https://doi.org/10.3238/arztebl.2017.0739

Vogelmeier, C. F., Criner, G. J., Martinez, F. J., Anzueto, A., Barnes, P. J., Bourbeau, J., Celli, B. R., Chen, R., Decramer, M., Fabbri, L. M., Frith, P., Halpin, D. M. G., López Varela, M. V., Nishimura, M., Roche, N., Rodriguez-Roisin, R., Sin, D. D., Singh, D., Stockley, R., … Agustí, A. (2017). Global Strategy for the Diagnosis, Management, and Prevention of Chronic Obstructive Lung Disease 2017 Report. GOLD Executive Summary. *American Journal of Respiratory and Critical Care Medicine*, *195*(5), 557–582. https://doi.org/10.1164/rccm.201701-0218PP

Wells, P. S. (1998). Use of a Clinical Model for Safe Management of Patients with Suspected Pulmonary Embolism. *Annals of Internal Medicine*, *129*(12), 997. https://doi.org/10.7326/0003-4819-129-12-199812150-00002

Stichwortverzeichnis